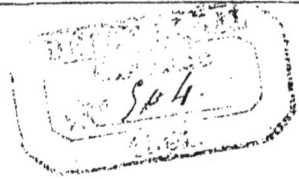
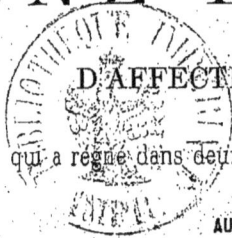
NOTE

SUR

UNE ÉPIDÉMIE

D'AFFECTION DIPHTHÉRITIQUE

qui a régné dans deux communes des environs de Bordeaux,

AU HAILLAN ET A EYSINES;

PAR M. LANDEAU

MÉDECIN A EYSINES.

———

BORDEAUX

G. GOUNOUILHOU, IMPRIMEUR DES FACULTÉS

ancien hôtel de l'Archevêché (entrée rue Guiraude, 11).

——

1861

NOTE

SUR UNE

ÉPIDÉMIE D'AFFECTION DIPHTHÉRITIQUE

qui a régné dans deux communes des environs de Bordeaux,

AU HAILLAN ET A EYSINES;

PAR M. LANDEAU,

MÉDECIN A EYSINES.

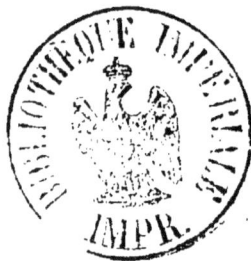

———————

L'épidémie a commencé par le sujet dont on va lire l'observation :

Le 27 juin 1860, je fus appelé à donner mes soins au nommé Andron (François), dont la famille habitait le village du Haillan. C'était un enfant âgé de six ans et d'une assez bonne constitution. Depuis cinq à six jours il était souvent triste, abattu et sans appétit. — Pas de diarrhée.

Pendant la nuit du 26 au 27, une douleur aiguë se déclare dans l'oreille droite et dure plusieurs heures. Au moment de ma première visite, cinq heures du soir, cette douleur n'existe plus; mais voici ce que j'observe : gonflement prononcé des ganglions sous-maxillaires, avec une douleur que rend excessive la plus légère pression exercée sur les parties latérales du cou; déglutition difficile; point de toux. — Concrétion grise,

[1]

épaisse et déjà de consistance membraneuse sur les amygdales et le voile du palais.

Mon premier soin est de passer un pinceau chargé d'eau vinaigrée et miellée sur le fond de la gorge pour en détacher la pseudo-membrane qui la tapisse; ce à quoi je parviens sans peine. Ensuite je cautérise avec une solution de nitrate d'argent. — Gargarisme miellé et acidulé; bouillon de poulet, lait coupé avec eau d'orge, etc.

Le 28 et le 29, les fausses membranes reparaissent; mais elles sont aussi facilement détruites que la première fois, par les mêmes moyens.

Le 30, on distingue à peine à la gorge quelques légères traces d'inflammation. La déglutition s'effectue sans la moindre douleur. Le petit malade ne se plaint de rien. Il veut s'amuser et manger.

Le 1er et le 2 juillet, très-bien. — Le soir de ce dernier jour, la diarrhée paraît, et à onze heures de la nuit la toux commence. Elle est tellement forte et elle s'accompagne d'une si grande gène de la respiration, que la famille épouvantée m'envoie chercher. L'inspection de la gorge ne m'y fait découvrir aucun symptôme d'inflammation. Le pouls est dur et fréquent, la peau chaude et sèche.

Je prescris 15 centigrammes de tartre stibié dans une potion de 120 grammes à prendre par cuillerée à bouche, alternativement avec une autre contenant 4 grammes de chlorate de potasse. — Frictions avec l'huile de croton-tiglium sur le cou, cataplasmes sinapisés aux jambes.

Le 3, des fausses membranes ont été expulsées, mais sans qu'il en soit résulté aucun amendement. — Continuation des deux potions prescrites; deux vésicatoires aux jambes. — Bouillon; eau vineuse. — Consultation avec M. le docteur Gaubric, qui approuve mon traitement.

Le 4, mort.

M. Feydieu, adjoint au maire d'Eysines, domicilié au Haillan, me fit demander pendant la nuit du 7 août pour voir son enfant, garçon âgé de 7 ans et bien constitué.

Voici ce qu'avait présenté ce malade avant ma première visite : du 28 au 30 juillet, malaise, ennui. Pendant toute la nuit du 30 au 31, douleur vive dans l'oreille droite; absence de sommeil. Le 31, calme. Depuis le 1er août jusqu'au 5, mal de gorge, gêne de la déglutition. Le 6, rien, non plus que pendant la journée du 7; ce jour-là, l'enfant se couche et s'endort paisiblement comme d'habitude. Mais vers les onze heures de la nuit, il est réveillé par une toux très-forte et très-rauque. La respiration est difficile et sifflante. Le pouls est petit, irrégulier et rapide. Il y a diarrhée. — Potion stibiée. Potion au chlorate de potasse. Vésicatoire à chaque jambe. Eau gommée coupée avec le lait.

Le 8, il y a eu des vomissements qui ont déterminé l'expulsion de quelques fausses membranes. Quoiqu'il en soit, tous les symptômes se sont aggravés, et à chaque quinte de toux il y a menace de mort par suffocation.

Suppression du tartre stibié. Potion au chlorate de potasse. Potion au sulfate de cuivre. Vésicatoire à la nuque. Bouillon, eau vineuse.

Le 9, les vomissements ont amené des fausses membranes en plus grande quantité que la veille. Mieux évident. — Même traitement.

Le 10, le mieux se soutient. — Même traitement.

Le 11, la quantité des fausses membranes rendues est prodigieuse; mais le mieux des deux jours précédents a disparu pour faire place à un état plus alarmant que jamais.

Le 12, un peu d'amélioration.

Le 13, le mal est à son comble.

Le 14, mort.

On voit dans cette observation la diarrhée se montrer en

1*

même temps que la toux, et la douleur d'oreille disparaître vingt-quatre heures avant l'apparition de l'angine ; mais, en général, la diarrhée est venue plus tôt, et les symptômes ordinaires de la maladie ont suivi de plus près la cessation de la douleur d'oreille.

C'est en traitant le petit Feydieu que j'essayai pour la première fois le sulfate de cuivre. Je crus bientôt m'apercevoir qu'il agissait plus efficacement contre le croup que le tartre stibié, et, depuis, l'expérience m'a confirmé dans cette opinion.

Voici la statistique de ce que m'a offert l'épidémie :

Depuis le commencement du mois de juillet 1860 jusqu'à la fin du mois d'avril 1861, j'ai traité, à Eysines, 333 sujets atteints d'affection diphthéritique, savoir : 273 dans la section du Haillan, et 60 dans le reste de la commune.

Age des malades.

15 jours	à	1 an	—	19
1 an	à	7	—	106
7 —	à	12	—	67
12 —	à	25	—	53
25 —	à	30	—	17
30 —	à	50	—	35
50 —	à	70	—	36

TOTAL des malades. 333

Sur ce nombre, 19 sont morts : 17 dans le Haillan, et 2 dans d'autres lieux de la commune.

Age des morts.

15 jours.	1
3 ans	6
4 —	1
5 —	1
7 —	4
8 —	3
9 —	1
10 —	1
32 —	1

TOTAL des morts... 19

On voit par ce tableau que l'épidémie n'a respecté aucun âge, mais qu'elle a frappé surtout la première enfance, et que c'est celle-ci qui a fourni presque tous les morts.

Le village du Haillan est à 9 kilomètres de Bordeaux, sur la route de Saint-Médard-en-Jalles. Sa population est de 750 habitants. Il dépend d'Eysines, et sa situation est une des meilleures de la commune. L'air y serait bon, moyennant toutefois, comme partout ailleurs, certaines précautions hygiéniques dont les habitants n'ont malheureusement pas le moindre souci.

Occupés de leurs champs plus que de toute autre chose, ils négligent leurs maisons d'une façon déplorable. Vous les voyez agglomérées sur quelques points et constamment fermées. Leur porte s'ouvre un instant le matin pour laisser sortir la famille, puis elle se ferme pour ne se rouvrir qu'à la nuit, lorsque les cultivateurs viennent prendre leur repas du soir et se reposer.

On peut se figurer ce que doit être, à l'intérieur, l'état d'une maison inhabitée pendant le jour et encombrée, la nuit, de gens qui n'en prennent aucun soin et la considèrent uniquement comme un abri indispensable pour passer la nuit.

Si encore la propreté régnait à l'extérieur ; mais non : même négligence, oubli complet des plus simples précautions.

Auprès de sa maison chaque jardinier entasse du fumier, des débris de substances animales et végétales. Pour achever la macération de tous ces détritus, il faut arroser d'eau souvent ; et, pour plus de facilité, on les place près des puits ou des fontaines.

L'eau, par infiltration, retourne au réservoir d'où elle a été sortie, mais elle y revient altérée et corrompue par son contact avec les matières en putréfaction.

De là vient que l'eau qui sert au Haillan à boire et à pré-

parer les aliments est jaunâtre, lourde, infecte et d'un goût
détestable.

Il est bon de noter que jamais peut-être plus que l'an dernier, dont l'été et l'automne ont été très-pluvieux, jamais
l'état de l'atmosphère n'avait été plus favorable à la décom-
position des matières organiques.

A toutes ces causes d'insalubrité, il faut en ajouter une
autre.

Il existe au Haillan plusieurs mares qu'on ne nettoie jamais, où l'eau croupit sans se renouveler. C'est là que tous
les jours, des femmes du village viennent laver leur linge et
augmentent sans cesse par ces lavages le dépôt d'immondices
qui nage à la surface ou se précipite au fond de ces eaux
dormantes.

Autour d'une seule de ces mares, on compte huit maisons;
or, il est arrivé que les habitants de ces huit maisons ont
été tous atteints d'angine pendant l'épidémie, et qu'il en est
mort six !

Le voisinage d'une eau semblable ne suffit-il pas, en effet,
pour corrompre l'air en le chargeant de principes délétères?
Les anciens le pensaient comme nous : *Ubi bonæ sunt aquæ,
ibi bonus; ubi malæ, ibi malus itidem est aer.*

Telles sont donc, au Haillan, les conditions hygiéniques
de l'eau et de l'air, des deux agents les plus indispensables
à l'entretien de la vie, et répandus partout par la Providence
avec une si généreuse prodigalité; de l'air et de l'eau qui de-
vraient être excellents en tous lieux, et surtout dans les
campagnes, dont les habitants, pères nourriciers de ceux de
la ville, ont plus besoin qu'eux de santé et de force.

Ce serait une erreur, sans doute, d'attribuer uniquement
à ces causes l'épidémie qui nous occupe; mais ne peut-on
pas affirmer, sans crainte de se tromper, que, sans elles, la
maladie n'aurait été ni aussi grave, ni d'aussi longue durée?

On a remarqué souvent que les épidémies n'éclataient ni à Eysines, bourg très-bas cependant et près des marais, ni à aucun autre village des environs; mais que c'était ordinairement du Haillan que la contagion partait, quoique les conditions physiques de l'air fussent préférables là qu'ailleurs.

A quoi donc attribuer cette marche constante de la maladie, si ce n'est à la malpropreté et à l'incurie de la santé qui règne au Haillan plus qu'en tout autre lieu de la commune?

Si maintenant j'examine la marche de la diphthérite, je la vois gagnant de proche en proche tout le village, par une fâcheuse concomitance avec une épidémie de rougeole. Une fois introduite dans une maison, rarement elle en sort avant que tous ses habitants, jeunes et vieux, n'en aient éprouvé les atteintes plus ou moins graves; parfois même, les derniers sont à peine guéris qu'elle revient aux premiers.

Elle est à ce point contagieuse, qu'il suffit, pour en ressentir bientôt les symptômes, de séjourner seulement quelques heures dans la chambre d'un malade.

Quelquefois son invasion est brusque et sans prodromes : une toux rauque se déclare, la respiration est gênée, la parole difficile, voilée. L'attaque a-t-elle lieu pendant la nuit? le père et la mère du petit malade sont plutôt éveillés par sa toux que par ses cris, devenus impossibles. C'est alors le *faux croup*. Un vomitif en fait prompte justice.

D'autres fois, au contraire, la maladie s'annonce plusieurs jours à l'avance par de l'abattement, de l'inappétence, et, dans quelques cas, de la diarrhée. Ces symptômes ne semblent être d'abord que l'effet d'une indisposition passagère; mais si après avoir paru et disparu à différentes reprises, tout à coup, vers le milieu de la nuit, se manifeste dans l'oreille une douleur aiguë, on peut, à coup sûr, diagnostiquer un *vrai croup* ou une *angine couenneuse;* un vrai croup, s'il

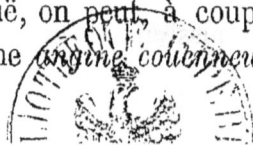

y a toux et qu'il y ait eu diarrhée ; sinon une angine couenneuse.

Qu'on ait affaire à un vrai croup ou à une angine couenneuse, tout moyen préventif est impuissant ; car à peine les douleurs de l'oreille ont-elles cessé, que l'inflammation de la gorge se déclare, les amygdales se couvrent de pseudo-membranes, qui se forment, se propagent avec une excessive rapidité, et bientôt l'affection se montre au milieu de tous ses horribles symptômes.

A-t-on eu à combattre une angine couenneuse, nous avons vu le malade guérir toujours. S'agit-il d'un vrai croup, la terminaison a été toujours fatale.

Chose digne de remarque, c'est que parmi les enfants qui ont eu la rougeole, et presque tous l'ont eue, pas un n'a été atteint du vrai croup, tandis que la plupart d'entre eux ont été pris d'angine couenneuse, soit avant, soit après la fièvre éruptive, mais jamais en même temps.

Dans aucun cas, je n'ai reconnu que la préexistence de la rougeole chez un sujet atteint du croup ou de l'angine couenneuse ait exercé la moindre influence sur ces maladies ; de même, quand la diphthérite a précédé la rougeole, celle-ci n'a été ni plus ni moins sérieuse que lorsqu'elle s'est montrée la première.

La durée moyenne de l'angine couenneuse a été d'un mois ; celle du croup, de sept jours.

Pour qu'une épidémie sévisse avec une aussi incroyable ténacité pendant six mois consécutifs dans une petite localité comme le Haillan, il faut, on est obligé d'en convenir, qu'elle y soit entretenue par une cause particulière, constante, qui l'excite sans cesse. Eh bien ! cette cause, je la vois, sinon tout entière, du moins en grande partie, dans l'état de malpropreté que j'ai signalé plus haut.

Vainement, pour y mettre un terme, ma voix s'est unie à

celle de quelques hommes intelligents ; nos réclamations et nos vœux sont demeurés stériles. Il y avait pourtant si peu à faire ! Observer un règlement de simple police, voilà tout.

Un mot du traitement. Il faut avouer que dans la médecine, comme dans toutes les professions, il y a des hommes singulièrement privilégiés ! A ces hommes, rien ne résiste, rien ne fait obstacle ; pour eux, point de nœud gordien qui les empêche de conquérir l'Asie. Guérir le croup ! bagatelle ! Et le perchlorure de fer, et le turbith minéral, et l'euphorbe, et l'eau de Mettemberg... Pauvres confrères ! par pitié pour vos malades, abandonnez-nous-les donc un moment, et regardez-nous faire. Ce disant, la célébrité s'approche du petit moribond étendu sur les genoux de sa mère, et là, debout, silencieuse, immobile et la tête baissée, elle darde sur lui un de ces regards qui pénètrent le mystère et trahissent le génie ; puis tout à coup, semblable à la Sibylle de Cumes,

Cui.....
.... non vultus, non color unus,
Non comptæ mansere comæ,

elle met bas le paletot, retrousse ses manches, et s'écrie avec la voix d'un véritable inspiré : A l'œuvre ! nous le guérirons!!! A ces mots, les assistants s'étonnent, mais tous croient et espèrent. Il le guérira ! répète-t-on à l'envi et avec attendrissement. Il le guérira !!

Voilà les manœuvres qui commencent. L'enfant est mis à l'étau : l'un le saisit par les bras, l'autre court aux jambes, un troisième s'empare de la tête ; puis, en avant les frictions, les cautérisations, les potions, etc., etc.

Quand la faible victime a été ainsi labourée au dedans et au dehors, que sur tout son corps l'épiderme enflammé se soulève, que l'estomac, tombé dans la plus complète inertie,

ne peut plus se contracter, qu'arrive-t-il? Hélas! ce qui même
sans cela fût arrivé sans doute.

Ce que j'écris là, c'est de l'histoire. Ne voulant désigner
personne en particulier, je m'arrête. Ces lignes seront plus
que suffisantes pour que plusieurs, hélas! puissent s'y re-
connaître.

Excepté la trachéotomie, j'ai tout essayé contre le vrai
croup, et rien n'a réussi. Mais l'insuffisance des moyens que
j'ai employés ne prouve point qu'ils soient inutiles et qu'on
ne doive jamais y recourir ; j'ai acquis, au contraire, la cer-
titude que quelques-uns d'entre eux peuvent souvent lutter
contre le mal et en triompher quelquefois.

De ce nombre sont les vomitifs et les cautérisations.

Parmi les premiers, celui que j'ai dû préférer, parce qu'il
a eu constamment pour résultat un mieux sensible et pro-
longé, est le sulfate de cuivre. La plupart des petits malades
chez lesquels je l'ai mis en usage ont vécu dix jours, tandis
que ceux auxquels j'ai administré le tartre stibié, soit seul,
soit associé à l'ipécacuanha, n'ont jamais vécu plus de quatre
à cinq jours.

Les cautérisations pratiquées avec une solution concentrée
de nitrate d'argent cristallisé m'ont paru avoir sur les autres
d'incontestables avantages.

Je n'ai pas eu à me louer des émissions sanguines contre
le vrai croup chez les enfants ; mais elles m'ont bien servi
au début de l'angine couenneuse chez les adultes forts et d'un
tempérament sanguin.

La glace, les frictions avec l'onguent mercuriel, avec
l'huile de croton-tiglium, avec l'eau de Mettemberg; le perchlorure de fer, le turbith minéral, l'euphorbe, les vésicatoires, etc., etc., sont autant de moyens auxquels j'ai re-
noncé, comme étant les uns inutiles, les autres dangereux.

En étudiant la marche de l'épidémie qui vient de désoler

le bourg du Haillan, et en signalant les observations que le traitement de cette maladie m'a permis de faire, j'ai espéré intéresser ceux qui sont comme moi appelés à la combattre. Je m'estimerais heureux si ces notes, dictées par l'expérience, pouvaient être de quelque utilité.

Bordeaux, imprimerie G. GOUNOUILHOU, rue Guiraude, 11.

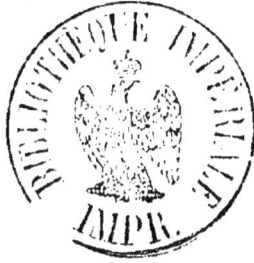

www.ingramcontent.com/pod-product-compliance
Lightning Source LLC
Chambersburg PA
CBHW050410210326
41520CB00020B/6538